APPLICATION

DE

L'AÉROTHÉRAPIE

à l'Art dentaire.

PAR

G. PRAT-TARP,

Chirurgien-Dentiste de la Police lyonnaise,
de la 20ᵉ circonscription pénitentiaire,
du Dépôt de Mendicité départemental
et de la 14ᵉ légion de Gendarmerie.

LYON

IMPRIMERIE L. BOURGEON

Rue des Marronniers, 7

—

1899

PRÉFACE.

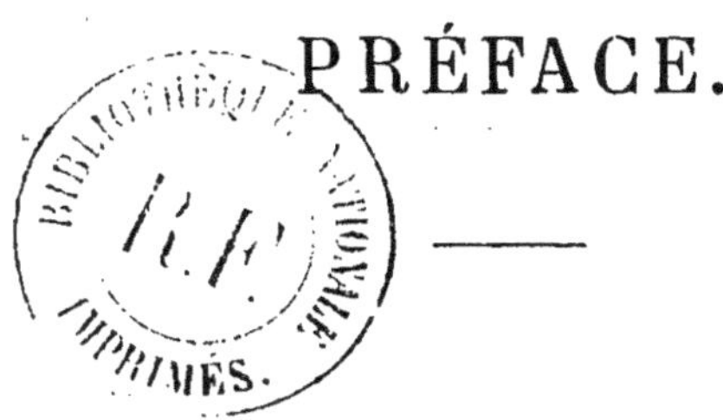

Depuis 1888 nous avons fait, sur des dents atteintes de carie du premier au sixième degré, des applications successives d'eau chaude, tiède ou froide qui avaient la plus heureuse influence sur la marche de l'inflammation consécutive à la carie : elles amenaient une sédation rapide, parfois immédiate permettant l'obturation temporaire.

Jusqu'à ce jour, trop souvent, en dépit de tous les efforts, la carie dentaire amène des complications qui font que l'extraction s'impose. Or, plus rapide sera la guérison, moins nombreuses seront les complications. Plus tôt sera pratiquée l'obturation, plus tôt sera éteint le foyer de l'inflammation proximale qui éternise l'affection et en rend graduellement la guérison impossible. Avec une ténacité que nul échec n'a pu décourager nous avons tendu tous nos efforts vers la solution de ce problème. Les pulvérisations appliquées depuis de nombreuses années dans les cas de gengivites simples ou compliquées nous amenèrent à tenter la localisation de ce jet sur les dents cariées, nous en fumes empêché par la condensation de la vapeur. D'où l'idée de nous adresser à l'air chaud.

Nous n'avons pas à faire l'historique des applications thérapeutiques de l'air chaud, surtout en chirurgie, ce serait élargir démesurément notre cadre. Mais nous savons pouvoir compter sur cet agent pour obtenir une action *résolutive, antiphlogistique, substitutive, antiseptique et insensibilisatrice* en même temps. Pour augmenter la rapidité de son action, nous imaginâmes cette condition nouvelle, ignorée avant nous et sans laquelle cependant on ne peut espérer une réussite complète, savoir, l'air chaud sous pression.

De la sorte, la pénétration dans les tissus s'effectue sans difficulté et l'on peut parvenir à détruire le processus inflammatoire, non seulement sur les parois mêmes de la surface pathologique, mais encore à une certaine profondeur, ce qui est, on en conviendra, le meilleur moyen d'arrêter la marche envahissante de l'affection.

Grâce à la disparition immédiate de la douleur, l'incision de la carie peut se faire séance tenante. L'obturation peut dès lors être immédiate et ainsi se trouve supprimé un des grands désavantages de la façon de procéder actuellement en vigueur, source d'assujettissement pour le patient et d'une longue série de pansements peu récréatifs dont il ne comprend pas toujours l'utilité absolue.

Dès lors le principe étant trouvé, la mise en pratique nous paraissait d'une simplicité extrême, et pourtant là commencèrent pour nous les déboires, en dépit de nos expériences et de nos prévisions en apparence les plus légitimes. Il nous fallait obtenir de l'air à la pression de trois à dix atmosphères, chose facile; mais lorsque nous essayâmes de chauffer cet air et de le charger d'une température de plus de 100° nous employâmes toutes les dispositions connues, ce fut en vain : l'air maintenu dans des serpentins à une température de 1000 à 1200° sortait absolument froid. Nous imaginâmes plusieurs dispositifs à courant contrarié, c'était toujours le même résultat. Après maints échecs et sur le point de renoncer à nos recherches, un dernier moyen nous apparut, qui nous mettait en mains de quoi satisfaire patients et opérateurs. Les premiers résultats obtenus ont dépassé notre attente, désormais notre appareil non seulement a sa place faite dans la médecine et la chirurgie dentaires, mais son application est toute désignée dans la médecine générale où elle nous révèlera des enseignements multiples et des guérisons inespérées.

En terminant ce simple exposé et avant de commencer la publication des résultats heureux sortis de nos recherches, nous nous faisons un sensible devoir de reconnaissance et de profonde gratitude en rendant un brillant hommage à MM. les Drs Blanc, Grivel, Cadéac, Carougeau, Morey, professeurs et chefs de travaux à l'Ecole vétérinaire de Lyon dont le bienveillant concours nous a été précieux dans notre tâche.

Merci à M. Moirand, ingénieur et à MM. Durillon frères, mécaniciens-orthopédistes, de l'intelligente part qu'ils ont apportée dans la construction de notre dispositif instrumental.

APPLICATION DE L'AÉROTHÉRAPIE

A L'ART DENTAIRE

Sous le nom d'aérothérapie on désigne le traitement des maladies par l'air considéré comme agent thérapeutique.

La science, si riche de faits précis pour tout ce qui a trait à la composition de l'air et à son rôle sur les êtres vivants, n'est entrée que depuis peu d'années dans la voie des applications pratiques en thérapeutique.

L'air n'a guère été utilisé jusqu'ici par les médecins qu'à l'état condensé ou raréfié, sous forme de bain et comme agent modificateur de l'état général (*de la nutrition, de la respiration, etc.*).

L'application locale de l'air a été tentée par Jules Guyot. Ce médecin plaçait dans un bain d'air maintenu à température constante, un membre blessé, une plaie étendue, etc.

Les résultats furent mauvais parce que, opérant avant l'ère microbienne, il ne désinfectait pas les plaies et favorisait par une température modérée la pullulation des germes, particulièrement des microbes dangereux comme ceux de la septicémie gangréneuse.

Les nombreuses recherches bibliographiques effectuées par nos dévoués collaborateurs et par nous-même, ne nous ont pas permis de trouver des publications relatives à l'emploi de l'air en thérapeutique dentaire par une méthode voisine de celle que nous préconisons.

Les essais tentés par Brasseur (1888) sont basés sur un principe très différent du nôtre, utilisation de poires à air, et n'ont pas donné de résultats pratiques.

Nous nous servons uniquement de *douches aériennes,* à une pression variable.

Cette pression peut atteindre jusqu'à dix atmosphères.

L'air peut être chaud ou froid.

Nous avons inventé un appareil qui nous permet d'obtenir un jet aérien plus ou moins gros, à une vitesse et à une température que nous modifions à volonté.

A l'aide de cet appareil nous pouvons projeter sur une surface très restreinte un courant d'air dont la température est plus ou moins élevée suivant les indications thérapeutiques que nous voulons réaliser.

Nous disposons ainsi de facteurs multiples à l'aide desquels nous obtenons les effets les plus divers. Les résultats ont dépassé nos espérances.

La douche aérienne est donc notre procédé aérothérapique par excellence.

Étude de la douche aérienne chaude. — Elle agit par son choc, dont l'intensité est proportionnelle à la pression, et par sa température. Elle a donc une action mécanique et une action thermique. Elle nous permet de remplir diverses indications : elle est *antiseptique* et *aseptique, antiphlogistique* et *analgésique.*

La température du courant d'air que nous projetons peut être *très élevée* (100° et au-dessus), *moyenne* ou *modérée* (30 à 50°), *basse* (température de l'appartement ou air froid).

L'*air très chaud* que nous pouvons porter jusqu'à 200° cède aux parties touchées une certaine quantité de calorique ; sur les dents la brùlure n'est pas à craindre; en raison de sa faible conductibilité, la dentine seule s'échauffe et la chaleur ne peut impressionner la muqueuse voisine.

Une application de courte durée d'un courant d'air comprimé porté à haute température *sèche* d'abord les cavités en voie de carie puis *tue* les germes qui déterminent cette lésion.

Il n'est, en effet, pas de germes qui puissent résister à l'action simultanée de la dessication et d'une chaleur élevée.

Un jet aérien sous pression et à une *température modérée* (30 à 50°), associé aux antiseptiques utilisés journellement en chirurgie dentaire, nous a permis d'arriver facilement à ce résultat capital, la *désinfection complète des cavités cariées*.

Nous nous permettons de rappeler que jusqu'à présent ce résultat n'a pu être obtenu d'une manière sûre et complète et des recherches nous ont montré que les praticiens les plus habiles font l'obturation de dents encore infectées, il en résulte que la carie progresse au-dessous de l'obturation. De nombreuses dents obturées par nous-même ou par des collègues réputés, examinées au bout de quelques mois, présentaient dans la cavité des traces de carie récente.

Cette lésion était bien de nature microbienne, car en portant des débris provenant des cavités, au sein de milieux de culture (bouillon, gélose ou gélatine), nous avons obtenu d'abondantes colonies microbiennes.

Nous rappellerons aussi que pour arriver à obturer une cavité cariée il était jusqu'à présent néces-

saire de pratiquer à différentes reprises des pansements plus ou moins antiseptiques et répétés.

Ces pansements rendaient le traitement fastidieux
pour le patient et causaient une perte de temps
pour l'opérateur.

Enfin, leur inconvénient capital était leur insuffisance même.

Peut-on admettre qu'il soit possible de désinfecter
une cavité dentaire par des pansements répétés?

Pour démontrer l'inanité de cette idée, il nous
suffit de rappeler que la bouche est un milieu septi-
que par excellence, que les germes y pullulent en
quantité innombrable et sont dispersés dans tous
les points de la cavité buccale grâce à la salive.

On a bien dit que le coton placé dans les cavités
constitue un filtre pour les germes ; c'est un filtre,
mais il est imparfait, imprégné peu à peu par la
salive, il peut être traversé par les microbes ;
des expériences très sérieuses n'ont-elles pas dé-
montré que les filtres de porcelaine eux-mêmes
peuvent laisser passer des microbes.

Cette insuffisance de la désinfection doit aussi
être attribuée à ce qu'on n'atteignait, par les procé-
dés habituels, que les germes superficiels et non ceux
qui étaient logés dans les canalicules de la dentine,
par suite d'une insuffisance de pénétration des antiseptiques.

Grâce à l'emploi de l'air chaud sous pression
combiné avec celui des antiseptiques, nous parve-
nons à *dessécher*, *désinfecter*, *inciser* *et obturer* des
caries en une seule séance.

Nous détruisons les germes sur place et nous
rendons immédiatement impossible l'arrivée de
nouveaux agents.

L'air chaud enlève à la dentine l'eau qu'elle ren-
ferme en excès.

Il en résulte que l'ivoire est ainsi placé dans les meilleures conditions, pour résister à la multiplication des microbes et peut absorber, s'imprégner avec facilité des produits microbicides. Il est important de faire remarquer que cette action antiseptique est renforcée par une élévation même légère de la température.

Les parties malades sont ainsi rapidement imprégnées par une substance antiseptique, aussi obtenons-nous, par cette méthode, des résultats merveilleux, une désinfection complète, la stérilisation absolue des cavités dentaires.

Les cavités cariées obturées par nous à la suite du traitement par l'air chaud se sont montrées indemnes de lésions nouvelles au bout de plusieurs mois. Le produit de raclage de ces cavités obtenu après enlèvement du ciment obturateur, ensemencé dans des milieux favorables à la pullulation des microbes de la carie n'a pas donné de cultures.

Nous croyons avoir ainsi établi la perfection de la méthode que nous innovons.

Elle est d'autant plus parfaite qu'elle permet, grâce à la modification de la sensibilité, des *manipulations plus complètes.*

L'air chaud est un antiphlogistique ; la chaleur peu intense exerce une heureuse influence en modifiant la circulation.

Sous son action, les exsudats se résorbent, les gonflements, les tuméfactions diminuent, aussi obtenons-nous rapidement, avec des pulvérisations d'air chaud, la disparition de la chaleur, de la tuméfaction, de l'inflammation qui caractérisent la *périostite aiguë.*

Sous leur influence, les lancinations douloureuses dues à la turgescence de la pulpe (Pulpite) s'atténuent rapidement et disparaissent.

Action sur la douleur. — L'action la plus remarquable, la plus surprenante de l'air chaud employé sous pression est son *effet sédatif*.

Urbanschitsen de Vienne (Causeries scientifiques de de Parville, 1888) a fait cette double observation : Lorsqu'on chatouille la peau en un point du corps avec un poil et que l'on plonge la main dans l'eau chaude le chatouillement cesse. Place-t-on par contre la main dans l'eau froide le chatouillement est perçu, la sensation de température accentuée.

La chaleur modérée atténue donc la sensibilité. Elle calme surtout les douleurs provoquées par le froid, celles de la périostite aiguë particulièrement. Nous avons observé des périostites, des caries d'une sensibilité si exagérée que le plus léger contact était douloureux, devenir indolentes à la suite d'une application, pendant quelques secondes, d'un courant d'air chaud sous pression l'insensibilité était telle qu'elle permettait le pansement, l'incision de la carie et son obturation immédiate.

L'analgésie consécutive aux douches d'air résulte d'une modification réflexe de l'appareil vasculo-nerveux contenu dans la cavité dentaire.

On peut admettre qu'une action vaso-constrictive résulte du choc brusque de l'air amenant la décongestion de la pulpe dentaire que la tuméfaction inflammatoire rendait douloureuse.

La sensibilité des terminaisons nerveuses diminue quand on élève la température, il n'est pas douteux d'ailleurs que les hautes températures paralysent la sensibilité tactile.

Tous ces faits expliquent l'action sédative si remarquable d'un courant d'air chaud condensé.

Nous venons de passer en revue quelques-unes des applications de l'air chaud comprimé, en thérapeutique dentaire.

Ces applications sont susceptibles d'une extension considérable; dans des communications ultérieures nous montrerons que les douches d'air chaud peuvent être utiles dans le traitement de maladies très diverses.

Nos études établissent que l'aérothérapie constitue une conquête réelle, incontestable pour l'art dentaire, elle recevra du temps, nous en sommes convaincus, une sanction suffisante et de l'observation une consécration qui lui ont fait jusqu'ici défaut.

G. PRAT-TARP.

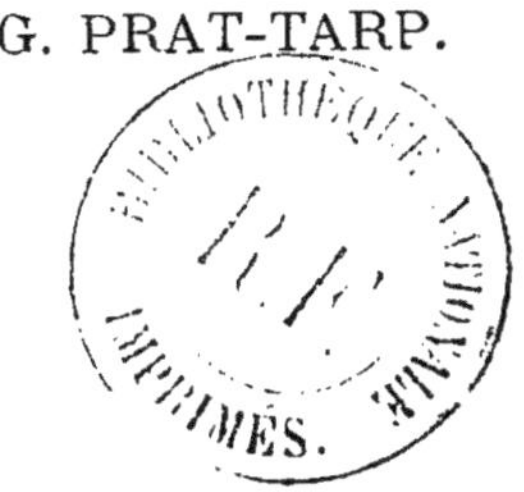